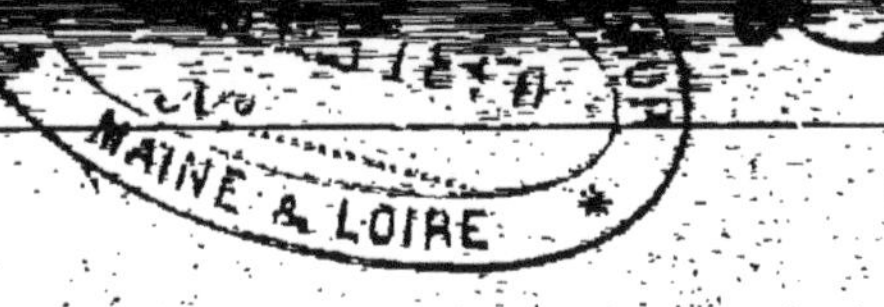

CONFÉRENCE D'INAUGURATION

de la Société

"Union des Femmes de France

COMITÉ DE SAUMUR

HYGIÈNE
DÉSINFECTANTS, DÉSINFECTION
Influenza

PAR LE DOCTEUR PETON

Lauréat de la faculté de Paris
Membre correspondant de la Société Anatomique
et de la Société de Médecine publique
Chirurgien de l'Hopital de Saumur.

SAUMUR

IMPRIMERIE, E. ROLAND, 46, RUE SAINT-JEAN.

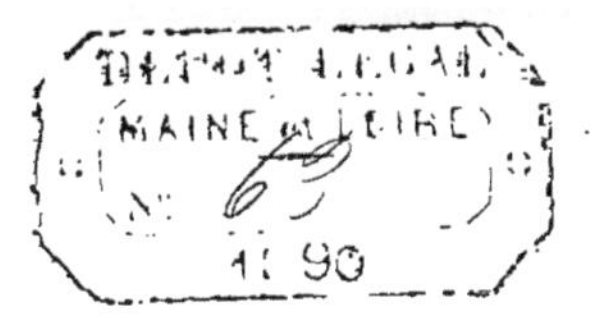

Conférence d'Inauguration

DE LA SOCIÉTÉ

L'UNION DES FEMMES DE FRANCE

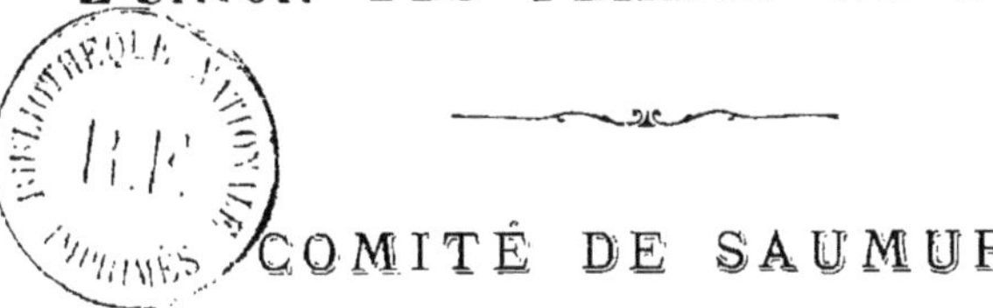

COMITÉ DE SAUMUR

HYGIÈNE

DÉSINFECTANTS, DÉSINFECTION

INFLUENZA

PAR LE DOCTEUR PETON

Lauréat de la faculté de Paris
Membre correspondant de la Société Anatomique
et de la Société de Médecine publique
Chirurgien de l'Hopital de Saumur.

CONFÉRENCE D'INAUGURATION

de la Société

L'Union des Femmes de France

COMITÉ DE SAUMUR

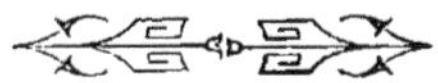

7 janvier 1890.

Mesdames,

En inaugurant, aujourd'hui, les conférences destinées aux adhérentes Saumuroises de L'UNION DES FEMMES DE FRANCE, *je ne puis m'empêcher de constater, combien les idées généreuses font vite leur chemin dans notre ville.*

Il y a trois mois, à peine, quelques uns de nos concitoyens visitaient à l'Esplanade des Invalides, l'Exposition des diverses sociétés de secours aux blessés, qui, toutes, ont pour emblème la CROIX ROUGE. *Une femme d'un patriotisme ardent, madame la générale Grenier leur exposa, avec une éloquence si communicative, l'esprit et le but de* L'UNION DES FEMMES DE FRANCE *qu'ils revinrent à Saumur bien décidés à recueillir des adhésions pour cette société.*

L'accueil qu'ils reçurent, parmi vous, fut si chaleureux qu'en moins de deux mois 400 adhésions étaient signées.

Madame la générale Grenier et les hauts dignitaires de l'Etat et de l'Armée, sous le patronage desquels, l'Union des Femmes de France se trouve placée depuis sa fondation, déléguèrent à Saumur M. le docteur Bouloumié que vous avez eu tant de plaisir à entendre. Le docteur Bouloumié constitua votre comité et donna à votre œuvre, une impulsion que rien n'arrêtera désormais.

La légitime considération et la juste sympathie dont jouissent les initiateurs de ce mouvement, à la tête desquels je salue Monsieur le Président et Madame Bodin, ont été évidemment d'un grand poids pour le succès ; mais ne convient-il pas aussi de faire une part à ce vaillant esprit Saumurois auquel on ne parle jamais en vain de patriotisme et de dévouement ?

C'est donc une pensée patriotique et charitable qui vous amène ici, Mesdames, je tiens à vous en féliciter, car je n'ignore pas, ce que l'idée de venir à l'Hôpital, même en visiteuses, même pour y suivre des cours, peut inspirer de répulsion aux personnes qui n'en ont pas l'habitude. L'Hôpital est calomnié, il vaut mieux que sa réputation ; soyez assurées que vous n'y courez aucun danger. Quoiqu'il en soit, vous avez fait effort sur vous même ; votre désir d'apprendre, votre volonté d'être utiles, ont triomphé de vos répugnances. Soyez en remerciées, mesdames, sachez bien que vous trouverez promptement la récompense de ce bon mouvement, d'abord dans le sentiment du devoir accompli, puis bientôt et plus pratiquement, dans la joie que vous éprouverez, nous l'espérons, de pouvoir après ces conférences, faire plus de bien autour de vous.

C'est en vue de la guerre et des blessés, que nous chercherons, mes confrères et moi, à vous donner quelques notions de médecine et de chirurgie. Mais la paix, elle même, a ses victimes : celles qui sont frappées dans les incendies, les éboulements, les explosions, les déraillements, les inondations ; toutes pourront bénéficier de ce que vous aurez bien voulu apprendre près de nous. Et la médecine des pauvres, et celle du foyer, ne la pratiquerez vous pas plus volontiers et plus sûrement, quand vous saurez exactement ce que vous pouvez faire et ce que vous devez éviter avant l'arrivée du médecin et quel concours vous pouvez lui apporter s'il a besoin d'un aide ?

Il ne s'agit pas de faire de vous des médecins ; nous craindrions trop votre concurrence ; nous voulons seulement vous mettre en mesure de donner en connaissance de cause les premiers secours à vos proches, à vos voisins, si un accident imprévu les frappe, et plus tard de fournir aux soldats blessés, qui vous seront envoyés de la frontière, les soins qu'à ce moment tout cœur patriote voudrait leur apporter.

Vous n'attendrez pas, mesdames, ce moment suprême, où l'ennemi sera à nos portes, il serait trop tard pour vous initier à la science des pansements, aux notions de petite chirurgie et à la surveillance des malades : toutes choses qui demandent une certaine expérience que la bonne volonté ne saurait remplacer.

Comme vous le faisait si bien comprendre le Docteur Bouloumié, l'arrivée des blessés sera presque foudroyante. La guerre éclatera subitement : huit jours après, vous pourrez recevoir à Saumur mille ou quinze cents blessés, (la 9e région doit en recevoir 35,000.)

En auriez vous trois fois moins que ce serait un spectacle humiliant et lamentable, de voir ces malheureux manquer de soins en l'absence des médecins qui seront, les uns à l'armée, les autres en nombre insuffisant.

Le personnel de l'hôpital militaire sera depuis longtemps à la frontière ; les sœurs malgré leur dévouement seront débordées par le nombre des arrivants. L'hôpital civil sera vite encombré : Il faudra installer les blessés dans les collèges, les pensions, les écoles, chez les particuliers. C'est à ce moment que votre rôle commencera, rôle obligatoire auquel ni votre cœur ni vos sentiments de charité et de dévouement ne vous permettront d'échapper.

Pourriez vous rester indifférentes et calmes, chez vous, quand vous saurez que dans votre quartier, dans votre rue, sous votre toit, peut-être, il y a des blessés qui meurent faute des soins que vous pourriez leur donner ?

Les médecins seront surmenés et dans l'impossibilité de visiter et de soulager en quelques heures, plusieurs centaines de blessés.

Refuserez-vous d'aller leur distribuer des boissons et des vivres, et leur porter ces encouragements, ces bonnes et douces paroles que les femmes seules savent trouver pour relever le courage de ceux qui souffrent ? Laisserez vous mourir d'hémorrhagie un malheureux dont la blessure sera rouverte quand vous pourriez arrêter son sang et le sauver peut être en refaisant un pansement ; et si ce malheureux (en temps de levée en masse tout est possible), si ce blessé qui râle près de vous est votre mari ou votre frère, combien ne maudirez-vous pas votre impuissance ?

Du reste, à la formule de la guerre nouvelle ; « TOUS LES HOMMES A LA FRONTIÈRE », *votre patriotisme ne vous commande-t-il pas de répondre :* « TOUTES LES FEMMES AUX AMBULANCES ».

Oui, Mesdames, « toutes les femmes aux ambulances » ce sera j'en suis certain votre cri de ralliement ; car aux ambulances vous trouverez la seule distraction permise en un moment où le Dieu des batailles décidera du sort de votre patrie. Là seulement vous trouverez une atténuation et une diversion aux angoisses que vous éprouverez comme épouses ou comme mères, comme sœurs ou comme filles et surtout comme Françaises.

Prenez donc place, Mesdames, dans cette salle de cours et revenez y régulièrement chaque semaine pendant quelques mois. — Après ce temps, vous serez, je vous l'assure, aptes à devenir d'excellentes ambulancières et plus capables encore que par le passé de vous rendre utiles dans vos familles...

MESDAMES,

J'ai à vous parler dans cette première conférence de l'hygiène, des désinfectants en chirurgie, et de la désinfection des hôpitaux, des ambulances, et des habitations particulières.

Notre dévoué secrétaire, M. Baligand, au zèle et à l'activité duquel vous devez l'organisation si prompte de ces conférences, a pensé qu'il vous serait agréable d'avoir quelques renseignements médicaux sur les maladies régnantes ; aussi nous a-t-il prié, mes confrères et moi, de vous faire, à chaque réunion, un cours rapide et sommaire sur la maladie la plus répandue du moment.

Son idée est excellente ; elle m'amènera, aujourd'hui, à vous parler de l'influenza que vous connaissez déjà, les unes pour l'avoir vue chez vos amies, les autres pour en avoir ressenti les pénibles atteintes.

L'HYGIÈNE

L'HYGIÈNE est la science de la santé ou l'art de conserver et d'améliorer la santé. Le mot hygiène vient du grec *ugiès*, qui veut dire sain ou *ugiènos* qui signifie salubre.

Vous exposer l'hygiène en une seule leçon est impossible, c'est une science trop vaste. On a écrit à son sujet des ouvrages volumineux ; des journaux spéciaux en font connaître tous les mois la marche et les progrès.

Une société, dont mon confrère M. le docteur Bontemps, et moi avons l'honneur de faire partie, la *Société de médecine publique de Paris*, consacre chaque mois plusieurs heures à discuter les questions hygiéniques à l'ordre du jour. Je ne puis donc, en raison du peu de temps dont je dispose, que vous donner un *aperçu de l'hygiène*, et de quelques points les plus intéressants de son étude.

L'hygiène est presqu'une science nouvelle, ou du moins, elle a pris depuis dix ans, à la suite des congrès tenus à Bruxelles et à Vienne une importance énorme qui ont attiré sur elle l'attention et la sympathie des médecins, des architectes, des ingénieurs, des chefs d'armée, des professeurs et de tous ceux qui s'occupent de l'éducation de la jeunesse, des administrations publiques et des gouvernements soucieux du bien être général.

Le médecin trouve dans ses enseignements les préceptes qui lui permettent de donner des conseils propres à conserver la santé, soit qu'il s'agisse de régler le genre de vie, le régime, la nourriture, la façon de se vêtir selon les âges, selon les saisons, selon les climats ; soit qu'il s'agisse de conserver le bon état de nos organes. C'est ainsi que le médecin vous apprend les soins hygiéniques du cuir chevelu qui empêchent la chûte des cheveux, les précautions nécessaires à la conservation des yeux et au maintien d'une bonne vue jusque dans un âge avancé.

L'hygiène des dents et de la bouche est devenue d'un intérêt presque capital depuis que les hygiénistes ont prouvé que la carie et la chute des dents pouvaient et devaient être évitées par des soins quotidiens bien dirigés, sous peine d'être privé d'un organe très important pour la mastication et la digestion. Dans une bouche dépourvue de dents, en bon état, la mastification se fait mal, les aliments sont incomplètement broyés, ils arrivent dans l'estomac insuffisamment mâchés ; d'où s'en suivent des digestions pénibles, la dyspepsie habituelle, et les gastralgies avec leur cortège de souffrances qui réagissent tôt ou tard sur la santé et même sur le moral. Vous savez peut-être, en effet, je souhaite que cela ne soit pas par une expérience personnelle, combien les maladies d'estomac portent à la tristesse, à l'hypocondrie et à la mauvaise humeur.

Ce n'est pas seulement au point de vue de l'estomac que l'hygiène de la bouche est utile : beaucoup de maladies graves ont pour cause, une bouche incomplètement soignée. Les germes, et les microbes qui amènent la diphtérie ou le croup, ou même les angines simples, la pneumonie, et peut-être l'influenza, restent quelquefois longtemps dans la bouche, dans la cavité des dents creuses, dans le tartre qui recouvre les gencives mal nettoyées. Cela a été mis hors de doute par des travaux scientifiques récents.

Sous l'influence d'un refroidissement ou d'une autre

cause, ces germes ou ces microbes pullulent tout à coup et produisent les maladies dont j'ai parlé, qu'une hygiène soigneuse aurait pu faire éviter.

L'hygiène des oreilles, du larynx, des bronches, des poumons, du cœur, de l'estomac et des intestins, de la peau et des muscles est également intéressante à connaître, car elle permet de se tenir longtemps à l'abri de beaucoup de maladies que les médecins constatent chez les gens ignorants ou mauvais observateurs des préceptes hygiéniques.

Le médecin n'est pas le seul qui ait dans la société le devoir d'étudier l'hygiène ; l'architecte doit se pénétrer de ses principes pour nous construire des maisons salubres, et bien orientées.

« Là où le soleil n'entre pas, dit un proverbe italien, le médecin ne tarde pas à venir. » La capacité des chambres à coucher, la bonne aération des cabinets d'aisance, l'écoulement facile des eaux ménagères, l'éloignement des fumiers et des immondices, préoccupent, au grand avantage de la santé l'architecte qui a étudié l'hygiène.

L'ingénieur, qui est chargé de l'entretien des villes, du pavage des rues, de la construction et du nettoyage des égoûts, de la distribution de l'eau potable, ne peut se dispenser de posséder une science hygiénique dont profitera la santé publique.

L'alimentation d'une ville en eau potable, est une des grosses questions soulevées à l'heure actuelle, dans le monde des médecins et des ingénieurs ; et cela à juste titre, car le sol des villes étant souillé depuis longtemps, l'eau de puits y est presque toujours impure, elle contient :

les germes de la fièvre typhoïde, de la dyssenterie, et peut-être de bien d'autres maladies.

A Saumur, notamment, ville bâtie dans un ancien marais (l'église Saint-Pierre, s'appelait primitivement Saint-Pierre des marais) les puits sont peu profonds et creusés dans le sable et dans la vase ; ils communiquent par des infiltrations avec des fosses d'aisances, ou avec des égoùts souvent assez éloignés, et, principalement lorsque à une période de sécheresse succèdent des pluies abondantes qui font varier le niveau de la nappe d'eau souterraine.

Aussi à Saumur, il est certainement contraire à l'hygiène de boire de l'eau de pompe qui est un mélange de germes et de microbes d'autant plus dangereux qu'ils ne sont visibles qu'au microscope ou à l'analyse chimique.

Il est donc absolument prudent de ne boire, à Saumur, que de l'eau de Loire et encore convient-il de la filtrer, car seule l'eau de source, quant elle vient de grandes profondeurs, est à peu près indemme de germes malfaisants.

Vous avez entendu parler depuis quelque temps du surmenage dans les écoles et des jeux scolaires. Ce sont les hygiénistes qui ont soulevé ces questions si importantes pour l'avenir de notre race. C'est au nom des préceptes de l'hygiène que les médecins ont protesté contre la surcharge des programmes, la trop longue durée des classes et des études, et la vie cloîtrée de nos collégiens, dont les maîtres, peut-être sous la pression des familles, surmenaient le cerveau sans souci du développement physique. La culture intellectuelle est une belle chose, mais elle peut aller de pair avec le développement des organes. Il serait absurde de faire des bacheliers rachitiques à un moment ou la France réclame pour des luttes prochaines des jeunes gens ayant bon pied et bon œil.

La santé des troupes en temps de paix et de guerre, leur éducation physique, leur alimentation, leur casernement et leur habillement, soulèvent des problèmes d'hygiène fort intéressants pour les officiers. Car suivant l'attention que l'on y porte varient la force, la puissance et la conservation des armées. Ils ont été dernièrement très bien étudiés et condensés dans l'ouvrage du docteur Ravenez intitulé la *Vie du Soldat.*

Le rôle des administrations municipales en hygiène est considérable. Beaucoup de villes l'ont compris : Rouen, Reims, le Hâvre, St-Etienne, Nancy ont créé des *bureaux d'hygiène* chargés de tout ce qui a rapport à la santé publique.

Dans ces villes, afin de prévenir, le développement des maladies épidémiques, le *bureau d'hygiène* invite les médecins à faire connaître à la mairie les cas qu'ils constatent dans leur clientèle. Chaque semaine il fait remplir, dans les écoles et les collèges et dans les hôpitaux un bulletin sanitaire qui renseigne l'administration sur l'état de la santé publique. Dès qu'une épidémie paraît dans un quartier, des mesures sont prises pour en empêcher la propagation. Les malades pauvres sont conduits dans un hôpital spécial ou dans un pavillon spécial de l'hôpital général au moyen d'une voiture uniquement affectée au transport des contagieux. Cette précaution est excellente car dans les villes, comme Saumur, ou elle n'existe pas, et ou le premier fiacre venu est employé à transporter un malade atteint, soit de variole, soit de croup, de scarlatine, de rougeole ou de toute autre affection contagieuse, on peut contracter, pour peu que l'on y soit un peu prédisposé, une de ces maladies dans une voiture de place ou l'on aura séjourné quelques instants après un sujet contaminé.

Les bureaux d'hygiène veillent à la désinfection des chambres de malades ; ils envoient des agents qui apprennent aux habitants à désinfecter soit au moyen des vapeurs de soufre, soit au moyen des vaporisations d'acide phénique préconisées, il y a déjà bien des années, par le docteur Déclat.

Le bureau d'hygiène s'occupe encore de la surveillance des denrées alimentaires et des viandes de boucherie, ce qui est d'une grande importance. Il paraît, en effet prouvé aujourd'hui, que la viande des animaux phtisiques peut donner la phtisie à ceux qui s'en nourrissent.

Dans certaines grandes villes, où existent des colonies de juifs nombreuses, les juifs ne mangent que la viande inspectée par des gens compétents appartenant à leur religion. Dans ces agglomérations de juifs la phthisie est très rare, ce que l'on peut attribuer à la surveillance minutieuse des viandes de boucherie.

Ne serait-il pas possible de faire aussi bien que les juifs dans nos villes protégées par des institutions hygiéniques vigilantes ?

Le rôle des gouvernements en hygiène publique, quand il est bien compris, est d'arrêter les épidémies à la frontière, soit par des quarantaines, soit par la désinfection des navires, soit par le séjour des voyageurs dans des lazarets, mesures qui constituent la défense internationale contre les épidémies, mesures bien nécessaires à une époque où les communications sont si fréquentes, si faciles et si rapides. Vous savez en effet que l'apparition du choléra en Egypte ou en Turquie nous préoccupe aujourd'hui dès qu'il est signalé comme s'il était à nos portes. Vous n'avez pas oublié l'épidémie qui frappa, il y a quatre ans, Marseille et Toulon, après avoir été apportée d'Egypte. Ce ne fut qu'au prix des plus grands efforts qu'elle fut localisée dans le midi de la France. A d'autres époques elle gagna Paris, Amiens et des villes de notre région. Saumur même en a souffert il y a une trentaine d'années. Nous n'en serions donc point à l'abri si l'hygiène était négligée comme on le voit trop souvent.

Je crois en avoir assez dit, Mesdames, pour vous faire comprendre ce qu'est l'hygiène privée et publique, quel est son rôle protecteur et son importance sociale ; nous vous en ferons du reste connaître dans le cours de ces conférences hebdomadaires les applications qui peuvent vous être utiles.

DÉSINFECTANTS

Je vous signalais tout à l'heure les mesures de désinfection que doivent prendre les administrateurs qui veillent sur la santé publique. La connaissance de la désinfection et des désinfectants est également utile, on pourrait même dire nécessaire, aux personnes qui soignent des malades et des blessés, et à celles qui fréquentent les hôpitaux et les ambulances. Aussi je dois retenir votre attention quelques instants sur ce sujet.

Un certain nombre de savants s'en sont occupés depuis quelques années ; à leur tête je citerai M. Vaslin, professeur d'hygiène à l'école de médecine militaire du Val-de-Grâce ; il a publié en 1883 un traité complet des désinfectants et de la désinfection dont je voudrais voir une édition populaire dans toutes les familles, tant il contient d'enseignements pratiques propres à conserver la santé ou a faciliter la guérison de nos malades.

DÉSINFECTER c'est supprimer tout ce qui peut nuire à la santé, c'est-à-dire ce que l'on appelait autrefois les *miasmes*. Dans la science contemporaine le mot miasme ne signifie plus rien de précis ; ce sont les *microbes* auxquels on fait la chasse par la désinfection. Vous connaissez, de nom au moins, les microbes ; ils sont devenus quasi populaires depuis quelques années. Leur histoire est bien curieuse ; elle est même si attachante que des savants passent leur vie à l'étudier. Je vous en montrerai quelques-uns au microscope et vous prendrez plaisir, j'en suis sûr, à considérer ces infiniments petits qui jouent dans notre existence un rôle si grand.

Les microbes sont si petits qu'on évalue leurs dimensions par millièmes de millimètres. Ils portent les noms divers de bacilles, vibrions, microcoques, spirilles, etc. On les appelle encore bactéries. Leuwenhœck, le premier en 1722, reconnut et dessina un certain nombre de ces êtres qu'il trouva dans le tartre des dents. Muller, en 1773, en donna une classification. A notre époque Robin et Davaine les décrivirent et Pasteur étudia leurs habitudes et leurs moyens de reproduction. Il entama contre eux une lutte qui eût pour couronnement la découverte de la guérison du charbon, du choléra des poules, du rouget et enfin celle à jamais fameuse de la rage.

Un chirurgien anglais, le professeur Lister, appliqua les idées de Pasteur au traitement des plaies et amena ainsi en chirurgie une révolution mémorable. J'ai eu l'honneur de suivre pendant quelques mois, à Londres, il y a dix ans, les cours du professeur Lister. On y venait du monde entier, j'y coudoyais des étudiants et des médecins de toutes les nationalités. C'est que la méthode du professeur Lister qui consiste dans la désinfection des plaies et l'emploi des désinfectants pour combattre les microbes avait amené une révolution en chirurgie d'une importance supérieure même à l'emploi du chloroforme et à la suppression de la douleur dans les opérations. La méthode de Lister fut importée en France par mon savant maître, M. Lucas-Championnière, qui s'en fit le vulgarisateur. Aujourd'hui elle règne en maîtrésse sur la chirurgie française ; c'est elle que vous verrez employer dans cet hôpital et dans les ambulances.

Il y a quinze ans, dans les hôpitaux de Paris, sur trente opérés, vingt mouraient d'une maladie causée par l'envahissement des microbes : l'*infection purulente*. Aujourd'hui, avec la méthode de Lister, la proportion est plus que renversée : sur trente opérés on en sauve plus de vingt. Jugez par ces chiffres du rôle des microbes au voisinage des plaies et combien nous devons être attentifs à en préserver les blessés.

ANTISEPTIQUES EMPLOYÉS SOUS FORME LIQUIDE C'EST-A-DIRE EN SOLUTION DANS L'EAU OU L'ALCOOL OU LA GLYCÉRINE

ANTISEPTIQUES	Dose antiseptique pour 1 litre de liquide	Prix du kilog.	Observations
Sublimé	1 gram.	8 fr.	très employé
Iode	2 gram.	50 fr.	
Sulfate de cuivre . . .	10 gram	1 fr.	
Chlorure de zinc . .	10 gram.	0,60 c.	
Permanganate de potasse.	10 gram.	10 fr.	détruit les mauvaises odeurs
Perchlorure de fer . .	50 gram.	2 fr.	
Eucalyptol	20 gram.	70 fr.	
Thymol	15 gram.	20 fr.	
Acide phénique . . .	50 gram.	3 fr.	très employé
Acide salicylique . . .	10 gram.	25 fr.	
Alun	50 gram.	0,50 c.	
Tannin	50 gram.	8 fr.	
Acide borique	50 gram.	3 fr.	très employé
Chloral	20 gram.	10 fr.	
Alcool	80 gram.		très employé
Essence de térébenthine		1,50 c.	
Sulfure de carbonne . .			
Sulfate de fer	50 gram.	0,25 c.	
Sulfate de zinc . . .	50 gram.	0,50 c.	
Sel marin	100 gram.		
Chaux vive	50 gram.	0,25 c.	

ANTISEPTIQUES EMPLOYÉS EN POUDRE

Iodoforme	80 fr. le kilog.	employés en poudre et en pommade sur les plaies.
Tannin		
Naphtol		employé en pommade sur les plaies.
Charbon en poudre	1 fr. le kil.	employés contre la gangrène.
Poudre de tan		
Poudre de quinquina		
Poudre de café		
Poudre de sucre		remède populaire ;
Camphre	3 fr. le kilog.	très employé autrefois.

ANTISEPTIQUES DIVERS

Créosote	employé contre la phtisie.
Huile lourde de houille	sert à la désinfectation des fosses d'aisance.
Coaltar	en solution dans l'alcool et le savon pour les plaies fétides.
Chaux	sert à desinfecter les selles des typhiques.
Poussières de route	désinfection des fosses d'aisance.
Cendres	id.
Chlore	id.
Soufre	en brûlant produit l'acide sulfureux : désinfectant énergique.
Eau bouillie	ne contient pas de germe, sert à laver les plaies simples.
Chloroforme	quelques gouttes dans l'eau tuent les microbes.
Nitrate d'argent	sert à cautériser les plaies, bon antiseptique.
Arsenic	employé pour empêcher la putréfaction.

Un certain nombre de substances possèdent la propriété d'arrêter ou de retarder le développement des bactéries ; ce sont les *désinfectants* que l'on appelle encore les *antiseptiques*. La connaissance exacte des propriétés de ces substances dites antiseptiques est des plus importantes pour la chirurgie, qui par le moyen de leur emploi peut arriver à lutter contre les microbes.

Voici une liste de substances antiseptiques à laquelle je vous prie de prêter attention car il peut être intéressant pour nous de les connaître :

Les plus employés de tous ces antiseptiques sont

Le sublimé.
L'acide phénique.
L'acide borique.
L'iodoforme.

Le *sublimé ou bichlorure de mercure* s'emploie dissous dans l'eau.

Voici une formule très usitée pour le lavage et le pansement des plaies.

Sublimé	1 gramme
Sel marin	de chaque
Alcool	2 grammes
Aniline	1 centigramme
Eau distillée bouillie. . . .	1 litre

Le sublimé est une poudre blanche inodore qui ne colore pas l'eau en se dissolvant : il a peu de saveur. A la dose ci-dessus il n'irrite pas la peau. C'est un précieux médicamment pour le chirurgien ; car c'est un antiseptique extrêmement puissant : aucun germe, aucun virus, aucun microbe ne résistent à son action prolongée. Ses inconvénients sont d'être un poison assez violent si on l'avale et d'attaquer les instruments de métal qui sont en contact trop longtemps avec lui, aussi colore-t-on ses solutions soit en rouge avec l'aniline, soit en bleu avec le sulfate d'indigo. On évite aussi les méprises qui pourraient les faire prendre pour de l'eau pure.

A très petite dose, un centigramme par exemple, le sublimé n'est plus un poison ; il devient un antiseptique interne employé contre la fièvre typhoïde et le choléra. C'est au docteur Yvert, que revient l'honneur d'avoir découvert son pouvoir anticholérique, et de l'avoir signalé à l'Académie de médecine.

L'acide phénique cristallisé ou phénol est un corps blanc, doué d'une odeur forte qui le fait aisément reconnaître. Si on le touche avec les doigts il brûle un peu la peau sans causer beaucoup de douleur.

On l'emploie sous forme de solution faible ou de solution forte ou *eau phéniquée.*

1° *Solution faible.*

Acide phénique	25 grammes
Glycérine neutre	30 —
Eau distillée bouillie . . .	Un litre.

2° *Solution forte.*

Acide pénique.	50 grammes
Glycérine neutre	60 grammes
Eau distillée bouillie. . . .	Un litre

On peut le dissoudre aux mêmes doses soit dans l'alcool ou l'eau de cologne. Il sert à laver les plaies et à désinfecter les instruments et les ustensiles, mêmes les mains du chirurgien et de ses aides. Son pouvoir antiseptique est certain aux doses indiquées plus haut. Comme inconvénient, il faut signaler son odeur pénétrante qui répugne à bien des gens et l'action irritante qu'il exerce à la longue, en solution forte, sur la peau. — On peut du reste masquer son odeur avec l'eau de cologne ou avec l'essence de thym. — Quoiqu'il en soit c'est un bon antiseptique dont vous pouvez sans crainte largement laver les plaies et les morsures. Sur les furoncles, sur les piqures d'insectes vous l'appliquerez en compresses pendant plusieurs heures et il vous donnera d'excellents résultats.

Depuis le docteur Déclat, on l'utilise en fumigation contre le croup. A Saumur, le docteur Bouchard le premier, l'a employé avec succès, il y a dix ans. Son usage réclame de la prudence. Il irrite les reins : on en est averti par la couleur brune des urines.

L'*Acide borique* se trouve en pharmacie sous forme d'une poudre formée de petites paillettes blanches nacrées. Son pouvoir antiseptique est moindre que celui du sublimé et de l'acide phénique. Sans odeur, presque sans saveur, dénué de propriétés irritantes pour les plaies et pour les mains du chirurgien, ne tachant pas les instruments ni le linge, il est absolument sans danger même pris à l'intérieur et à forte dose. C'est un antiseptique de famille.

On l'emploie en solution pour laver les plaies, surtout en chirurgie oculaire, en pommade pour favoriser la cicatrisation ou combattre les inflammations superficielles de la peau. On en imprègne la ouate, le *lint* ou coton pelucheux, la gaze et toutes les pièces de pansements.

Voici une formule de solution.

Acide borique	30 grammes
Eau distillée bouillante. . .	un litre

L'acide borique étant peu soluble dans l'eau cette solution se trouble et l'acide se dépose. Aussi est-il bon d'agiter la bouteille avant de s'en servir et de faire chauffer dans un vase de porcelaine la portion de liquide que l'on veut employer.

En ajoutant un peu de magnésie on augmente la solulibilité de l'acide borique comme dans la formule ci-dessous.

Acide borique	50 grammes
Magnésie	3 —
Eau distillée bouillie . . .	un demi-litre

En pommade l'acide borique rend de réels services.

Voici une formule.

Acide borique pulvérisé finement	2 grammes
Vaseline blanche	30 —

Vous pourrez appliquer ce médicament sur toutes les plaies et sur les éruptions de la peau, il ne causera jamais aucune cuisson et ne pourra produire qu'une action salutaire.

L'iodoforme est une poudre jaune. Son odeur est forte et se conserve longtemps. Une pincée d'iodoforme tombée le matin sur vos vêtements trahit encore le soir sa présence pour l'odorat le moins délicat. On atténue du reste cet inconvénient en ajoutant à l'iodoforme soit du camphre, soit du café, soit du goudron, soit une goutte d'essence parfumée.

L'iodoforme est insoluble dans l'eau, peu soluble dans l'alcool, très soluble dans l'éther.

On l'emploie en chirurgie en nature c'est-à-dire sous forme de poudre que l'on dépose directement sur les plaies, ou en pommade à la même dose que l'acide borique, auquel il est supérieur comme antiseptique.

Il est d'un usage continuel dans tous les hopitaux malgré son odeur et malgré les vertiges qu'il cause s'il est employé trop largement sur des plaies trop vastes. C'est un médicamment dont il ne faut pas abuser chez les enfants.

Quand vous fréquenterez les hôpitaux ou les ambulances vous entendrez les médecins recommander à leurs aides de *désinfecter leurs mains et tout ce qui sert aux opérations.* C'est que les microbes nous entourent ; ils sont dans l'air sous forme de poussières, dans l'eau, dans le linge, sur les vêtements, sur les mains. Quand on approche un blessé il faut toujours craindre de lui apporter des microbes qui infecteraient ses plaies. On doit donc, avant toute opération, avant tout pansement, se laver soigneusement les mains d'abord à l'eau de savon. Elle doit être tiède en hiver, afin de mieux dissoudre le mélange de poussière et de sueur qui recouvre les mains dès qu'elles sont exposées quelque temps à l'air. Il faut avoir bien soin de nettoyer les ongles avec la brosse : les ongles sales ou même d'une propreté douteuse sont sévèrement bannis du contact des blessés, parce qu'ils contiennent des colonies de microbes qui pourraient se répandre sur les plaies. Après le lavage à l'eau de savon on doit se passer les mains dans une solution antiseptique, soit de sublimé, soit d'acide phénique, soit de permanganate de potasse, soit dans de l'alcool pur ou de l'eau de cologne.

Des soins analogues doivent être pris pour les instruments ; on les désinfecte, soit dans l'acide phénique, soit dans l'eau ou l'huile bouillantes, la chaleur étant aussi un excellent antiseptique ; on peut encore utilement les passer à la flamme d'une lampe.

Lorsque vous présenterez un instrument au chirurgien ou lorsque vous l'emploierez vous-même pour faire un pansement vous aurez toujours soin de *désinfecter d'abord* cet instrument par l'acide phénique ou la chaleur.

N'oubliez pas que nos mains et les instruments dont vous vous servez doivent toujours être soigneusement désinfectés sous peine de compromettre la vie du malade. Retenez, je vous prie, cette recommandation fort importante.

Beaucoup de gens se lavent les mains après avoir touché à un blessé ; cela est très bien ; on évite ainsi de porter des microbes à d'autres blessés ; mais il faut toujours *commencer* par se désinfecter les mains. Excusez-moi d'insister sur ces détails, ils sont d'une importance capitale et vous m'entendrez souvent, comme mes confrères, vous les rappeler dans le cours de ces conférences et au lit des malades.

Les vêtements que vous portez en approchant des blessés ne sont pas indifférents, car ils peuvent servir au transport des germes et des microbes. Il est hors de doute aujourd'hui qu'on ne doit pas approcher sans précaution un blessé quand on vient de visiter ou de soigner un malade atteint de fièvre thyphoïde, d'érésypèle, de variole ou de tout autre maladie transmissible. Dans ce cas changer de vêtements, ou les désinfecter, ou les recouvrir d'une longue blouse qui les enveloppe de la tête aux pieds, est un devoir étroit qui s'impose aux médecins et à leurs aides...

DÉSINFECTION

La désinfection ne doit pas porter uniquement sur les mains, les instruments et les objets de pansement, vases éponges,linges etc, mais la literie, les vêtements des blessés et des malades, leur linge de corps, le plancher et les murs des salles d'ambulances, l'air lui-même doivent être désinfectés. Il est évident qu'il faut employer pour cela d'autres procédés que pour les mains et les objets de pansement.

Le nettoyage des planchers et des murs ne doit pas être fait dans une salle d'hôpital ou dans une chambre de malade avec le balai. Cet ustensile soulèverait une poussière remplie de microbes qui iraient se déposer sur les plaies. C'est avec un chiffon mouillé qu'il faut enlever les poussières du sol ; c'est avec une éponge imbibée d'un liquide antiseptique, l'eau phéniquée ou la solution de sublimé, qu'il faut laver les murs. Aussi dans les hôpitaux modèles tous les murs sont enduits de peintures qui peuvent se laver sans inconvénient. La salle où vous vous trouvez n'est pas encore munie de cette peinture, parce qu'elle ne contient pas habituellement de malades ; mais dans toutes les salles nouvelles de cet hôpital vous verrez les murs peints à l'huile ou enduits d'un vernis au caoutchouc qui est d'un lavage facile.

La désinfection des vêtements et de la literie se fait non-seulement par le lessivage ; mais aussi par l'exposition à une chaleur intense qui détruit les microbes. On porte ces objets dans une étuve sèche chauffée à 100 degrés ou dans une étuve à l'intérieur de laquelle on fait arriver de la vapeur d'eau surchauffée à plus de 100 degrés ; ou bien encore on les expose aux vapeurs d'acide sulfureux. C'est également avec l'acide sulfureux que l'on désinfecte les salles d'hôpital qui ont contenu des malades atteints d'affections contagieuses.

L'acide sulfureux se forme lorsque l'on fait brûler du soufre ; c'est lui que vous sentez quand une allumette s'enflamme. Le soufre par lui-même n'a pas d'odeur ; ce n'est qu'en brûlant qu'il répand cette odeur que vous connaissez bien et qui est due à la formation d'acide sulfureux.

Voici comment on emploie le soufre à la désinfection des salles d'hôpital ou des chambres de malades qui ont abrité des contagieux ; retenez bien ce procédé qui pourra vous servir chez vous comme aux ambulances.

La quantité de soufre à employer varie évidemment suivant la grandeur des pièces à désinfecter ; il faut donc calculer le cube d'air de la pièce ce qui s'obtient en multipliant la surface du plancher comptée en mètres carrés, par la hauteur de l'étage. On prend alors autant de fois 100 grammes de soufre qu'il y a de mètres cubes dans la pièce.

On peut se servir soit de soufre en canon concassé, soit de soufre en poudre appelé fleur de soufre ; ou mieux d'un mélange des deux. On place le soufre dans une terrine profonde, au milieu de la pièce, sur une couche de sable ; on l'arrose d'un verre d'alcool et on y met le feu qui prend aisément à cause de la présence de l'alcool ; le soufre commence à brûler presque aussitôt ; il faut se retirer de suite pour ne pas respirer les vapeurs de soufre qui sont fort désagréables et irritantes. On fera bien d'arroser le sol avec de l'eau : l'eau en s'évaporant et en se mélangeant à l'acide sulfureux rend son pouvoir antiseptique plus considérable. La pièce doit rester hermétiquement fermée pendant au moins 24 heures : afin d'assurer cette fermeture hermétique on aura soin de coller des bandes de papier aux fenêtres et aux trous des serrures. Au bout de 24 ou 36 heures on ouvre la pièce et on l'aère pendant un jour et une nuit afin de la débarrasser de l'odeur sulfureuse qui serait désagréable aux malades que l'on veut y replacer. Nous répéterons quelque jours devant vous ce procédé de désinfection, dans une des salles de l'hôpital, afin de vous en bien faire retenir les détails et pour que vous puissiez l'appliquer vous mêmes en parfaite connaissance de cause.

On a voulu utiliser aussi le pouvoir désinfectant de l'acide phénique pour assainir les chambres de contagieux. Les résultats sont moins sûrs que ceux obtenus par l'acide sulfureux.

Avec un vaporisateur à main ou à vapeur on pulvérise de l'eau phéniquée dans toute la pièce qui doit être désinfectée. On en lave le plancher, le plafond, les murs, les boiseries, les vitres et les marbres. Puis, dans un vase ou de l'eau est maintenue en ébullition, on verse d'heure en heure, et par mètre cube une cuillerée d'eau phéniquée représentant un gramme d'acide phénique. La substance désinfectante pénètre ainsi dans les tentures qu'elle imprègne de son odeur bien plus longtemps que ne le fait l'acide sulfureux mais avec une moindre puissance antiseptique.

INFLUENZA

Les maladies qui réclament la désinfection après leur passage sont d'une façon générale toutes les maladies contagieuses, principalement la variole, le croup, la scarlatine, la rougeole maligne, la fièvre typhoïde, le typhus, le choléra.

L'influenza, dont je vais vous parler maintenant, réclame peut-être de semblables mesures de désinfection. Beaucoup de médecins ne la regardent pas comme contagieuse. Elle ne passe pas, dit-on, de l'homme malade à l'homme sain ; mais elle frappe les personnes habitant la même maison ou la même ville parce que toutes vivent dans les mêmes conditions de température, d'humidité ou de sécheresse qui développent cette maladie. Telle est la différence des maladies épidémiques et des maladies contagieuses que l'on confond souvent dans le langage ordinaire ; ce sont cependant deux choses bien différentes : la variole et la scarlatine par exemple, sont éminemment contagieuses par le contact des malades ou des objets qu'ils ont touchés ; la grippe est plutôt une maladie épidémique dûe à des variations de l'atmosphère, qui troublent le fonctionnement du système nerveux, ou bien qui favorisent la pullulation de quelque microbe familier avec lequel nous vivons d'ordinaire en bons termes.

La description de l'influenza ne sera pas longue. C'est une maladie caractérisée par la courbature, les maux de tête, des vertiges, de la fièvre, un peu de rhume, quelquefois des vomissements et des coliques. Quand elle est simple, elle dure quatre à cinq jours ; mais ses complications sont fréquentes. On les observe souvent chez les malades qui n'ont pas pris de repos assez à temps et qui se sont exposés au froid. Ces complications sont : la bronchite, la congestion pulmonaire, et la fluxion de poitrine, qui toutes trois peuvent être mortelles.

Le traitement de la grippe simple est des plus facile ; il est autant hygiénique que pharmaceutique.

Le repos au lit ou à la chambre est essentiel pendant les premiers jours.

Eviter les refroidissements est indispensable quand le mieux se fait sentir, crainte des rechutes et des complications.

Si les douleurs de tête sont vives il faut prendre chaque jour, de préférence vers le soir, deux paquets d'antipyrine de un gramme chaque dissous dans un peu d'eau sucrée ou de tilleul à une heure d'intervalle. Pour les enfants on diminue la dose ; moitié ou au quart suivant l'âge. Si la bouche est amère et la langue sale il est bon de se purger. La fièvre doit être combattue par le sulfate de quinine pris dans la matinée à la dose d'un gramme. Lorsque la toux est fatiguante ou se trouvera bien de prendre toutes les deux ou trois heures une cuillerée de sirop de codéine dans une tasse de tisane de bourgeons de sapin, très chaude, ou de feuilles d'eucalyptus.

L'appétit est généralement très faible pendant la grippe, la nourriture doit donc consister en aliments légers, tels que bouillon, potage et laitage.

Comme boissons, on prendra du lait coupé d'eau d'orge ou de tisane de lierre terrestre ou d'eucalyptus ; le café, le thé ne sont pas mauvais pris le matin. Le vin rouge chaud et sucré est excellent pour produire la transpiration ; c'est le remède populaire dans ce pays. Il est très bon. Je vous le recommande si vous avez, comme beaucoup de gens, un antipathie invincible pour tout ce qui est médicaments, mais il faut en user sobrement chez les enfants parce que leur système nerveux est très facilement excitable. Les points de côté et les oppressions doivent être combattus par l'application de sinapismes à la poitrine ou par des bains de pieds très chauds et très courts, de six à huit minutes.

Quant aux complications, elles réclament toujours l'intervention du médecin, qui est seul bon juge au moment où il faut appliquer les vésicatoires, les ventouses et les pointes de feu, remèdes habituels des maladies bronchiques ou pulmonaires.

Pendant la convalescence : il faut éviter les fatigues, les excès de table, et les refroidissements : Il faut employer les toniques et les reconstituants : le vin de quinquina, le sirop d'iodure de fer, le phosphate de chaux, l'huile de foie de morue. Si la toux persiste on fera bien de prendre chaque matin un demi verre d'Eaux-Bonnes coupée d'un peu de lait chaud ou d'une infusion de feuilles d'oranger.

Vous me demanderez peut-être ce qui peut vous préserver de la grippe. Je vous le dirais volontiers si le moyen était connu. Malheureusement nos maîtres, et parmi eux Pasteur lui même, avouent leur impuissance. La grippe est donc un mal auquel il faut se résigner en ce moment. Elle frappe les riches et les pauvres, les forts et les faibles. Vous aurez certainement à le combattre dans vos familles ou votre voisinage ; aussi me pardonnerez-vous, je l'espère, d'avoir abusé si longtemps de votre attention. Le désir de vous être utile, ainsi qu'a ceux qui souffrent autour de vous, est mon excuse.

Je souhaite, Mesdames, que vous emportiez de cette conférence quelques enseignements qui vous permettront de soulager, au gré de votre cœur, les victimes de l'épidémie que nous traversons et plus tard celles de la guerre à laquelle nous devons songer toujours pour être en mesure d'en atténuer, au moment voulu, les calamités et les désastres.

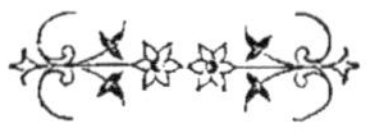

www.ingramcontent.com/pod-product-compliance
Ingram Content Group UK Ltd.
Pitfield, Milton Keynes, MK11 3LW, UK
UKHW012119240726
13965UKWH00005B/1849

9 782013 040655